Mehul Bagde
Mahendrakumar Dubey
Dipansu Sahu

Análise da conjuntivite - períodos pré, durante e pós-COVID-19: Um estudo

Mehul Bagde
Mahendrakumar Dubey
Dipansu Sahu

Análise da conjuntivite - períodos pré, durante e pós-COVID-19: Um estudo

Análise da conjuntivite - períodos pré, durante e pós-COVID-19: Um estudo

ScienciaScripts

Imprint

Cover image: www.ingimage.com

This book is a translation from the original published under ISBN 978-620-8-06473-0.

Publisher:
Sciencia Scripts
is a trademark of
Dodo Books Indian Ocean Ltd. and OmniScriptum S.R.L publishing group

120 High Road, East Finchley, London, N2 9ED, United Kingdom
Str. Armeneasca 28/1, office 1, Chisinau MD-2012, Republic of Moldova, Europe
Printed at: see last page
ISBN: 978-620-8-14041-0

SR. MEHUL P. BAGDE MR. MAHENDRAKUMAR R. DUBEY

DR. DIPANSU SAHU

ANÁLISE DA CONJUNTIVITE - PRÉ, DURANTE E PÓS PERÍODOS DE COVID-19: UM ESTUDO

ÍNDICE DE CONTEÚDO

PREFÁCIO

Análise da Conjuntivite - Períodos Pré, Durante e Pós-COVID-19: Um Estudo Comparativo. Este estudo visa realizar uma análise abrangente dos doentes com conjuntivite, examinando os padrões antes, durante e após a pandemia de COVID-19. Os objectivos incluem a avaliação da prevalência, causas, sintomas e opções de tratamento da conjuntivite em diferentes períodos de tempo. Além disso, o estudo procura identificar caraterísticas clínicas para um diagnóstico preciso, implementar estratégias de gestão baseadas em provas e melhorar a comunicação com os doentes e a coordenação interdisciplinar dos cuidados.

Detalhes do estudo:

- **Condição:** Estudo de Conjuntivite
- **Tipo:** Estudo de caso
- **Desenho:** Estudo Retrospetivo
- **Locais:** Shree Santram Eye Hospital, Sat Kaival Eye Hospital e Waduvala Eye Hospital.

O estudo incluiu pacientes de todas as idades com diagnóstico de conjuntivite, abrangendo participantes do sexo masculino e feminino. Este estudo de caso retrospetivo analisou registos de pacientes do Shree Santram Eye Hospital, com foco nos anos de 2019 (pré-pandemia) e 2023 (pós-pandemia). O estudo comparou a incidência, a distribuição demográfica (idade e sexo) e as caraterísticas clínicas dos casos de conjuntivite entre esses dois períodos. A análise revelou um aumento significativo dos casos de conjuntivite após a pandemia. As comparações entre idade, género e anos destacaram mudanças notáveis na prevalência e nas caraterísticas da conjuntivite. O estudo concluiu que a incidência de conjuntivite, particularmente como um sintoma de COVID-19, contribuiu para o aumento observado nos casos pós-pandémicos.

1. INTRODUÇÃO

1.1. Introdução à Conjuntivite

A conjuntivite, também conhecida como olho cor-de-rosa, é uma inflamação da conjuntiva. Esta é uma membrana protetora que cobre a parte branca visível do olho e o lado interior da pálpebra. A conjuntivite faz com que os olhos afectados fiquem vermelhos. A inflamação é normalmente causada por germes, como vírus ou bactérias (conjuntivite infecciosa), mas também é frequentemente causada por uma alergia (conjuntivite alérgica). Afecta frequentemente os dois olhos porque a infeção pode facilmente passar de um olho para o outro. Para evitar que isto aconteça, é importante evitar tocar num olho infetado. Se tocar no olho infetado, não se esqueça de lavar imediatamente as mãos. É também uma boa ideia usar as suas próprias toalhas e panos de banho, e não os partilhar com outras pessoas. (Senaratne T. 2005) A conjuntivite é a causa mais comum de olho vermelho nos cuidados primários. Os 3 tipos mais comuns de conjuntivite são a viral, a alérgica e a bacteriana, e podem apresentar-se nas formas aguda ou crónica; a idade do doente, a época do ano e os resultados do exame físico são fundamentais para distinguir os diferentes tipos de conjuntivite. A distinção entre conjuntivite viral e bacteriana aguda continua a ser difícil. Os doentes com sintomas prolongados, má resposta ao tratamento inicial ou evidência de doença grave devem ser encaminhados para consulta de oftalmologia. (Alfonso. et. al., 2015)

1.1.1. Epidemiologia da Conjuntivite

A ocorrência de conjuntivite depende de vários factores, como a idade, o sexo e a época do ano. No serviço de urgência, os casos de conjuntivite aguda apresentam uma distribuição bimodal. O primeiro pico é observado em crianças com menos de 7 anos, com maior incidência entre os 0 e os 4 anos. O segundo pico ocorre aos 22 anos nas mulheres e aos 28 anos nos homens. Embora as taxas globais de conjuntivite diagnosticada no serviço de urgência sejam ligeiramente mais elevadas nas mulheres do que nos homens, a sazonalidade também desempenha um papel na apresentação e no diagnóstico da conjuntivite. Em todos os grupos etários, há um pico de incidência de conjuntivite em crianças dos 0 aos 4 anos em março, seguido dos outros grupos etários em maio. Independentemente das alterações no clima ou nos padrões meteorológicos, a sazonalidade é consistente em todas as regiões geográficas, tal como descrito num estudo de um serviço de urgência a nível nacional. A conjuntivite alérgica é a causa mais comum de conjuntivite, afectando 15% a 40% da população, e é frequentemente observada na primavera e no verão. As taxas de conjuntivite bacteriana são mais elevadas de dezembro a abril. A conjuntivite alérgica é considerada a doença ocular alérgica mais comum, afectando 15% a 20% da população, com tipos sazonais e perenes. (Hashmi M. F. et. al., 2024)

1.1.2. Etiologia da Conjuntivite

A vermelhidão e o corrimento ocular são frequentemente causados por conjuntivite, que pode ser infecciosa ou não infecciosa. A conjuntivite viral é a causa mais frequente, seguida da conjuntivite bacteriana. A conjuntivite alérgica e a conjuntivite induzida por toxinas são as causas não infecciosas mais comuns. A conjuntivite infecciosa pode resultar de bactérias, vírus, fungos e parasitas. No entanto, 80% dos casos agudos de conjuntivite são virais - o agente patogénico mais comum é o adenovírus. Os adenovírus são responsáveis por 65% a 90% dos casos de conjuntivite viral. Outros agentes patogénicos virais comuns são o herpes simplex, o herpes zoster e o enterovírus. A conjuntivite bacteriana é muito mais comum em crianças do que em adultos, e os agentes patogénicos responsáveis pela conjuntivite bacteriana variam consoante o grupo etário da criança afetada. As espécies estafilocócicas, especificamente Staphylococcus aureus, seguidas por Streptococcus pneumoniae e Haemophilus influenza, são as causas bacterianas mais comuns nos adultos. No entanto, nas crianças, a doença é mais frequentemente causada por Haemophilus influenza, Streptococcus pneumoniae e Moraxella catarrhalis. Outras causas bacterianas incluem Neisseria gonorrhoeae, Chlamydia trachomatis e Corynebacterium diphtheria. A Neisseria gonorrhoeae é a causa mais comum de conjuntivite bacteriana em recém-nascidos e adultos sexualmente activos. Os alergénios, as toxinas e os irritantes locais são responsáveis pela conjuntivite não infecciosa. (Hashmi M. F. et. al., 2024)

1.1.3. Fisiopatologia da Conjuntivite

Independentemente da etiologia, a maioria dos casos de conjuntivite pode ser classificada como papilar ou folicular. Nenhuma das classificações é patognomónica para uma entidade de doença específica. A conjuntivite papilar produz uma disposição em pedra de calçada de nódulos achatados com núcleos vasculares centrais. Está mais frequentemente associada a uma resposta imunitária alérgica ou a uma resposta a um corpo estranho. Independentemente da etiologia, o aspeto histológico da conjuntivite papilar é o mesmo: projecções achatadas, com numerosos eosinófilos, linfócitos, plasmócitos e mastócitos no estroma em torno de um canal vascular central. A conjuntivite folicular é observada numa variedade de condições, incluindo inflamação causada por agentes patogénicos como vírus, bactérias, toxinas e corpos estranhos tópicos e tópicos. Independentemente da etiologia, o aspeto histológico da conjuntivite papilar é o mesmo: projecções achatadas e compactadas, com numerosos eosinófilos, linfócitos, plasmócitos e mastócitos no estroma em redor de um canal vascular central. Em contraste com as papilas, os folículos são pequenos nódulos em forma de cúpula sem um vaso central proeminente. Histologicamente, um folículo linfoide situa-se na região subepitelial e consiste num centro germinativo com linfócitos imaturos em proliferação, rodeado por um anel de linfócitos maduros e células plasmáticas. Os folículos na conjuntivite folicular são tipicamente mastóides proeminentes na conjuntiva palpebral inferior e na conjuntiva forniceal. (Solano D. et. al., 2023)

1.1.4. Diagnóstico da Conjuntivite

A avaliação inicial de um paciente deve incluir os aspectos relevantes da avaliação médica oftalmológica abrangente, mas alguns elementos da avaliação podem ser adiados em pacientes com sintomas e sinais sugestivos de conjuntivite infecciosa. (Varu D. M. et. al., 2019)

- **História**

As perguntas sobre os seguintes elementos do historial do doente podem obter informações úteis:

► Sintomas e sinais (p. ex., opacidade e aderência das pálpebras, comichão, lacrimejo, corrimento, irritação, dor, fotofobia, visão turva)

► Duração dos sintomas e evolução temporal

► Factores de agravamento

► Apresentação unilateral ou bilateral

► Carácter do descarregamento

► Exposição recente a um indivíduo infetado

► Traumatismos: mecânicos, químicos, ultravioletas

► Cirurgia recente

► Comportamento de pesca de muco (ou seja, manipulação repetitiva e limpeza da conjuntiva, levando a irritação mecânica)

► Utilização de lentes de contacto: tipo de lente, higiene e regime de utilização

► Sintomas e sinais potencialmente relacionados com doenças sistémicas (por exemplo, corrimento geniturinário, disúria, disfagia, infeção respiratória superior, lesões da pele e das mucosas)

► Alergia, asma, eczema

► Utilização de medicação tópica e sistémica

A história ocular inclui pormenores sobre episódios anteriores de conjuntivite, doenças concomitantes da superfície ocular e cirurgia oftálmica anterior. A história clínica tem em conta o seguinte:

► Estado imunitário comprometido (por exemplo, vírus da

imunodeficiência humana [VIH], quimioterapia, imunossupressores)

► Doenças sistémicas actuais ou anteriores (por exemplo, atopia, SJS /TEN, carcinoma, leucemia, varicela, GVHD)

A história social deve incluir hábitos tabágicos, exposição ao fumo passivo, ocupação e passatempos, exposição a poluentes atmosféricos, viagens, hábitos de exercício, dieta, atividade sexual e consumo de drogas ilícitas.

- **Exame físico**

O exame oftalmológico inicial inclui a medição da acuidade visual, um exame externo e uma bio-microscopia com lâmpada de fenda. Os sinais clínicos típicos para os tipos de conjuntivite mais comuns ou mais importantes para tratar estão listados na Tabela 1. O exame externo deve incluir uma avaliação cuidadosa dos seguintes aspetos:

► Linfadenopatia regional, particularmente pré-auricular

► **Pele:** sinais de rosácea, eczema, seborreia

► **Anomalias das pálpebras e anexos:** inchaço, descoloração, mau posicionamento, laxidez, ulceração, nódulos, equimose, neoplasia, erupção lateral, perda de pestanas

► **Órbitas:** plenitude, assimetria

► **Conjuntiva:** lateralidade, tipo de reação conjuntival (folicular vs papilar), distribuição (difusa vs setorial ou quadrática), hemorragia subconjuntival,

quemose, alteração cicatricial, simbléfaro, massas, corrimento.

A microscopia biológica com lâmpada de fenda deve incluir uma avaliação cuidadosa do seguinte:

► **Margens das pálpebras:** inflamação, edema, hiperpigmentação, disfunção das glândulas meibomianas (MDG), ulceração, corrimento, nódulos ou vesículas, resíduos com sangue, queratinização

► **Pestanas:** perda de pestanas, crostas, crostas, ácaros (Demodex), lêndeas, piolhos, triquíase

► **Punctas e canalículos lacrimais:** beicinho, corrimento, edema

► **Conjuntiva tarsal e forniceal:**

❖ Presença e tamanho das papilas e/ou folículos

❖ Alterações cicatriciais, fibrose subepitelial, encurtamento do fórnix e simbléfaro

❖ Alargamento forniceal

❖ Ulceração

❖ Hemorragias

❖ Material estranho

❖ Corrimento de muco

► **Conjuntiva bulbar/limbo:** folículos, edema, nódulos, quemose, laxidez, papilas, ulceração, cicatrizes, fliténulas, hemorragias, material estranho,

queratinização

► **Córnea:**

❖ Infiltrados subepiteliais

❖ Filamentos

❖ Ulceração

❖ Infiltração, incluindo infiltrados subepiteliais infiltrados subepiteliais e glítulas Vascularização

❖ Precipitados ceráticos com ou sem edema da córnea

❖ Defeitos epiteliais

❖ Queratopatia punctiforme

► **Padrão de coloração:** conjuntiva e córnea

► **Câmara anterior/íris:** reação inflamatória, sinéquias, defeitos de transiluminação

• **Teste de diagnóstico**

Alguns casos de conjuntivite podem ser diagnosticados com base na história e no exame (por exemplo, conjuntivite viral na presença de uma infeção respiratória superior). Noutros casos, contudo, podem ser úteis testes de diagnóstico adicionais.

• **Culturas**

As culturas para conjuntivite de rotina (na ausência de factores de risco listados) raramente são úteis para decidir sobre o curso do tratamento ou são eficazes em termos de custos. As culturas da conjuntiva estão indicadas em todos os casos de suspeita de conjuntivite infecciosa neonatal.50 As culturas bacterianas também podem ser úteis para conjuntivite purulenta recorrente, grave ou crónica em qualquer grupo etário e nos casos em que a conjuntivite não tenha respondido à medicação.

• **Teste de diagnóstico viral**

Testes As culturas virais não são utilizadas por rotina na prática para estabelecer o diagnóstico de adenovírus, mas podem evitar diagnósticos incorrectos, a propagação da doença, a utilização desnecessária de antibióticos, o aumento dos custos dos cuidados de saúde e a perda de produtividade. Para a conjuntivite por adenovírus, está disponível um teste de imunodiagnóstico rápido, realizado no consultório, que utiliza a deteção de antigénios. Num estudo de 186 doentes com conjuntivite aguda, este teste teve uma sensibilidade de 88% a 89% e uma especificidade de 91% a 94%. Os testes de imunoensaio e imunocromatografia demonstraram uma elevada especificidade para o adenovírus, mas uma sensibilidade variável, entre 40% e 93%. Outros testes altamente sensíveis e específicos que podem ajudar no diagnóstico precoce do adenovírus incluem a espetroscopia Raman das lágrimas e a quantificação do ácido hialurónico no fluido lacrimal. A reação em cadeia da polimerase (PCR) pode ser utilizada para detetar o ácido desoxirribonucleico viral. A disponibilidade varia consoante o laboratório.

1.1.5. Tratamento da Conjuntivite

Evitar os alergénios é a principal forma de tratamento para muitas formas de alergias, incluindo a conjuntivite alérgica. As lágrimas artificiais proporcionam uma função de barreira, diluem vários alergénios e limpam a superfície ocular de muitos mediadores inflamatórios. As opções de tratamento para a conjuntivite alérgica incluem colírios lubrificantes, anti-histamínicos e estabilizadores de mastócitos. Muitos estudos demonstraram a superioridade dos anti-histamínicos tópicos e dos estabilizadores de mastócitos em comparação com o placebo no alívio dos sintomas da conjuntivite alérgica; além disso, foi demonstrado que os anti-histamínicos são mais benéficos do que os estabilizadores de mastócitos para proporcionar alívio a curto prazo. Nos últimos anos, foram introduzidas no mercado várias preparações oftálmicas com dupla ação (efeitos anti-histamínicos e estabilizadores dos mastócitos), incluindo a olopatadina, o cetotifeno, a azelastina e a epinastina. Estes agentes podem proporcionar efeitos antagonistas simultâneos dos receptores de histamina, estabilizar as membranas dos mastócitos e modificar a ação dos eosinófilos. Os estabilizadores de mastócitos requerem um período de carga de várias semanas, pelo que é preferível administrá-los antes da exposição ao antigénio. Os anti-histamínicos orais são normalmente utilizados para aliviar os sintomas oculares em doentes com conjuntivite alérgica. Os anti-histamínicos de segunda geração são preferidos devido aos seus menores efeitos secundários sistémicos adversos. Infelizmente, os anti-histamínicos orais induzem a secura ocular, o que pode agravar significativamente os sintomas da conjuntivite alérgica. Os esteróides devem ser utilizados de forma judiciosa e apenas em casos selecionados. A administração tópica e oral, para além de injecções supratarsais, é frequentemente necessária se a doença for grave; infelizmente, qualquer via de administração de corticosteróides está associada à formação de cataratas e a uma pressão intraocular elevada. Os medicamentos anti-inflamatórios não esteróides, como o cetorolac e o diclofenac, também podem ser adicionados ao regime de tratamento para proporcionar benefícios adicionais. Além disso, outros agentes poupadores de esteróides, como a ciclosporina-A e o tacrolimus, são eficazes no tratamento de formas graves e crónicas de alergias oculares. A imunoterapia específica do alergénio, que ganhou popularidade nos últimos anos, funciona através da indução de tolerância clínica a um alergénio específico. Esta parece ser uma opção de tratamento eficaz para as pessoas com rinoconjuntivite alérgica que demonstram anticorpos Ig-E específicos. Tradicionalmente, a imunoterapia é realizada através de injecções subcutâneas; no entanto, a imunoterapia sublingual (SLIT) tem atraído a atenção dos alergistas como alternativa. Foi demonstrado que a SLIT reduz eficazmente os sinais e sintomas oculares e nasais da conjuntivite alérgica, com um maior benefício na melhoria dos sintomas nasais. (Alfonso. et. al., 2015, Azari A. A. 2020)

2. REVISÃO DA LITERATURA SOBRE ANÁLISE DA CONJUNTIVITE - PERÍODOS PRÉ, DURANTE E PÓS-COVID-19

1. **Autores:** Senaratne T, Gilbert C.

Nome da revista: Saúde Ocular Comunitária.

Ano de publicação: 2005.

Título: Conjuntivite.

Métodos: A conjuntivite causada por bactérias difere da infeção causada por vírus, uma vez que é mais provável que afecte apenas um olho, e a quantidade de corrimento e inchaço das pálpebras é normalmente maior. O doente queixa-se de irritação, sensação de corpo estranho e as pálpebras ficam coladas durante a manhã.

Descrição: A conjuntivite é comum, mas só raramente representa uma ameaça para a visão. No entanto, o diagnóstico exato e o tratamento imediato ao nível primário são muito importantes, uma vez que mantêm a confiança na comunidade e reduzem o risco de as pessoas tentarem primeiro os remédios tradicionais, que podem, e de facto levam, à cegueira. (Senaratne T. 2005).

2. **Autores:** Alfonso, S. A., Fawley, J. D., & Alexa Lu, X.

Nome da revista: Cuidados primários. **Ano de Publicação:** 2015

Título: Conjuntivite.

Métodos: O rapaz parece ser capaz de fixar e seguir objectos com o olho direito. O corrimento com aspeto de pus está aderente às pestanas, mas não é abundante. A zona periorbital está ligeiramente inchada e eritematosa. É difícil determinar se existem alterações papilares, foliculares ou membranosas na conjuntiva devido à falta de cooperação da criança.

Descrição: A conjuntivite é a causa mais comum de olho vermelho nos cuidados primários. Os 3 tipos mais comuns de conjuntivite são a viral, a alérgica e a bacteriana, e podem apresentar-se nas formas aguda ou crónica. A idade do doente, a época do ano e os resultados do exame físico são fundamentais para distinguir os diferentes tipos de conjuntivite. No entanto, a distinção entre conjuntivite viral e bacteriana aguda continua a ser difícil. Os casos de conjuntivite alérgica devem ser inicialmente tratados com lágrimas artificiais e anti-histamínicos ou gotas estabilizadoras de mastócitos. A conjuntivite viral também deve ser tratada de forma conservadora com modalidades como lágrimas artificiais e compressas frias, exceto se houver suspeita de herpes simplex ou zoster. Estes doentes devem ser tratados com antivirais tópicos e orais, respetivamente, e encaminhados para avaliação oftalmológica. (Alfonso. et. al., 2015)

3. **Autores:** Solano D, Fu L, Czyz C. N.

Nome do livro: Em StatPearls. Editora StatPearls.

Ano de publicação: 2024

Título: Conjuntivite viral.

Métodos: Independentemente da etiologia, a maioria dos casos de conjuntivite pode ser classificada como papilar ou folicular. Nenhuma das classificações é patognomónica para uma entidade de doença específica. A conjuntivite papilar produz uma disposição em pedra de calçada de nódulos achatados com núcleos vasculares centrais. Está mais frequentemente associada a uma resposta imunitária alérgica ou a uma resposta a um corpo estranho. Independentemente da etiologia, o aspeto histológico da conjuntivite papilar é o mesmo: projecções achatadas, com numerosos eosinófilos, linfócitos, plasmócitos e mastócitos no estroma em torno de um canal vascular central.

Descrição: A conjuntivite é uma das causas mais comuns de olhos vermelhos e afecta pacientes de todas as idades e classes socioeconómicas. A conjuntivite viral é responsável pela maioria das conjuntivites infecciosas, sendo responsável por até 75% dos casos. (Solano D. et. al., 2024)

4. **Autores:** Hashmi MF, Gurnani B, Benson S.

Nome do livro: A Ilha do Tesouro (FL): StatPearls Publishing

Ano de publicação: 2023

Título: Conjuntivite Viral

Métodos: A conjuntiva é a membrana mucosa transparente e lubrificante que cobre a superfície externa do olho e é composta por 2 partes: a conjuntiva bulbar que cobre o globo e a conjuntiva tarsal que reveste a superfície interna da pálpebra.

Descrição: Para além de ser causada por vários agentes infecciosos, a conjuntivite pode também estar associada a algumas doenças sistémicas, incluindo a síndrome de Stevens-Johnson, a ceratoconjuntivite seca, a privação nutricional (especialmente a deficiência de vitamina A), síndromes metabólicas congénitas, como a porfiria e a síndrome de Richner Hanhart e doenças relacionadas com o sistema imunitário, como a síndrome de Reiter. (Solano D. et. al., 2023)

5. **Autores:** Varu DM, Rhee MK, Akpek EK, Amescua G, Farid M,

Garcia-Ferrer FJ, Lin A, Musch DC, Mah FS, Dunn SP.
Nome da revista: Ophthalmology.

Ano de publicação: 2019

Título: Conjuntivite padrão de prática preferido®.

Métodos: As diretrizes do Padrão de Prática Preferida devem ser clinicamente relevantes e suficientemente específicas para fornecer informações úteis aos profissionais. Sempre que existam provas que apoiem a recomendação de cuidados, deve ser atribuída à recomendação uma classificação explícita que indique a força das provas.

Para atingir estes objectivos, são utilizados os métodos da Scottish Intercollegiate Guideline Network1 (SIGN) e do grupo Grading of Recommendations Assessment, Development and Evaluation2 (GRADE). O GRADE é uma abordagem sistemática para classificar a força do conjunto total de provas disponíveis para apoiar recomendações sobre uma questão de gestão clínica específica.
Descrição: A conjuntivite raramente causa perda visual permanente ou danos estruturais, mas o impacto económico da conjuntivite é considerável e deve-se em grande parte à perda de tempo de trabalho ou de escola e ao custo das consultas médicas, dos testes e do tratamento. (Varu D. M. et. al., 2019)
6. **Autores:** A. Azari, A., & Arabi, A.

Nome da revista: Journal of Ophthalmic and Vision Research (JOVR)

Ano de publicação: 2020

Título: Conjuntivite: Uma Revisão Sistemática

Métodos: A literatura científica publicada até fevereiro de 2020 foi revista exaustivamente através de uma pesquisa na PubMed, na base de dados ISI web of knowledge e na biblioteca Cochrane, utilizando palavras-chave relevantes. Foram utilizadas as seguintes palavras-chave: "bacterial conjunctivitis", "viral conjunctivitis", "allergic conjunctivitis", "treatment of bacterial conjunctivitis", e "treatment of viral conjunctivitis". Não foi aplicada qualquer restrição linguística.

Descrição: A conjuntivite é uma condição comummente encontrada nas clínicas de oftalmologia em todo o mundo. No tratamento de casos suspeitos de conjuntivite, devem ser considerados os sinais de alarme de doenças intra-oculares mais graves, tais como dor intensa, diminuição da visão e reação pupilar dolorosa. Além disso, deve ser obtida uma história médica e oftalmológica completa e deve ser efectuado um exame físico minucioso em doentes com achados típicos e evolução crónica. Os achados do exame físico em simultâneo com a história relevante podem revelar a presença de uma doença sistémica com envolvimento da conjuntiva. A conjuntivite viral continua a ser a causa global mais comum de conjuntivite. A conjuntivite bacteriana é encontrada com menos frequência e é a segunda causa mais comum de conjuntivite infecciosa. A conjuntivite alérgica ocorre em quase metade da população e os seus sintomas incluem comichão, secreção mucoide, quemose e edema palpebral. (A. Azari. et. al., 2020)

7. **Autores:** Scalinci SZ, Battagliola ET. **Nome da Revista:** ID Cases (Sciencedirect) **Ano de Publicação:** 2020

Título: A conjuntivite pode ser o único sinal e sintoma de apresentação da COVID-19. **Métodos:** Quatro homens e uma mulher de meia-idade com sinais e sintomas de conjuntivite aguda - hiperemia conjuntival, epífora, corrimento e fotofobia - foram encaminhados para a nossa Clínica de Oftalmologia pelos seus médicos de clínica geral, uma vez que as suas condições não pareciam melhorar após vários dias. Confirmaram o diagnóstico de conjuntivite aguda e aconselharam-nos a continuar com a terapêutica sintomática e colírios de moxifloxacina quatro vezes por dia durante mais 5 dias.

Descrição: Cinco casos de conjuntivite não remitente acabaram por ser o único sinal e sintoma de apresentação da COVID -19. Estes pacientes testaram positivo na RT-PCR de esfregaços nasofaríngeos e não desenvolveram febre, mal-estar ou sintomas respiratórios ao longo do curso da sua doença. Todos eles recuperaram totalmente. Nos actuais esforços para combater a propagação deste vírus, os autores querem enfatizar que pode ocorrer uma apresentação clínica típica da COVID-19 e que deve ser mantido um elevado nível de suspeição. O envolvimento ocular e a transmissão do SARS-CoV-2 nunca devem ser negligenciados. De facto, as mucosas conjuntivais são susceptíveis aos vírus respiratórios e continuam a ser um importante ponto de entrada. Por este motivo, a proteção ocular sob a forma de óculos de proteção ou de uma viseira facial deve ser considerada essencial para todos os prestadores de cuidados de saúde, mesmo quando se trata de doentes que não apresentam sintomas típicos de COVID-19. (Scalinci S. Z. 2020)

8. **Autores:** Mocanu V, Bhagwani D, Sharma A, Borza C, Rosca CI, Stelian M, Bhagwani S, Haidar L, Kshtriya L, Kundnani NR, Horhat FR.

Nome da revista: Princípios e Práticas Médicas.

Ano de publicação: 2022

Título: COVID-19 e o olho humano: Conjuntivite, um achado solitário da COVID-19 - um estudo de caso-controlo.

Métodos: Foi efectuado um estudo retrospetivo, analisando as queixas/sintomas apresentados e os resultados dos testes confirmatórios da COVID-19.

Descrição: O objetivo do estudo foi evidenciar a taxa de incidência do SARS CoV-2 em casos de conjuntivite, de forma a não subestimar a prevalência da COVID-19 numa zona com medidas restritivas e falta de consultas oftalmológicas. A conjuntivite pode ser o primeiro sintoma da infeção por COVID-19. Pode constituir uma manifestação clínica única ou pode estar associada a outros sintomas que surgem no período de uma semana. (Mocanu V. et. al., 2022)

9. **Autores:** Khan J, Mack HG.

Nome da revista: Revista australiana de clínica geral.

Ano de publicação: 2020

Título: Gestão da conjuntivite e de outras causas de olho vermelho durante a pandemia de COVID-19.

Métodos: O SARS-CoV-2 propaga-se por gotículas (partículas >5 µm). A propagação por via aérea (partículas $\leq$5 µm) é controversa, mas sabe-se que o SARS-CoV-2 é viável após a aerossolização durante até três horas. O SARS-CoV-2 foi detectado numa taxa baixa em lágrimas. Num estudo de doentes com amostras de expetoração positivas para a transcrição reversa da reação em cadeia da polimerase (RT-PCR), apenas um doente com conjuntivite apresentou resultados positivos para a RT-PCR a partir de uma zaragatoa conjuntival. No entanto, 58 amostras de zaragatoas conjuntivais de 29 doentes com amostras de expetoração positivas foram todas negativas. O vírus patogénico SARS-CoV-2 foi demonstrado no dia 27 num caso de conjuntivite por COVID-19, sete dias após a aparente resolução clínica.

Descrição: Embora a conjuntivite não pareça ser uma caraterística comum associada à doença COVID-19, existem alguns relatos de congestão conjuntival e alguns relatos da presença de ARN viral nas lágrimas. Por conseguinte, é necessário ter cuidado durante a pandemia de COVID-19 se as caraterísticas se alinharem com uma conjuntivite viral. Este artigo dá algumas dicas para o diagnóstico de olhos vermelhos, para ajudar os médicos de clínica geral a determinar a causa mais provável da vermelhidão, de modo a não correr o risco de perder diagnósticos mais graves, bem como para evitar o contacto desnecessário com doentes com suspeita de conjuntivite viral. Em áreas com muitos casos de COVID-19, os descontos de telemedicina (que expiram em 31 de março de 2021 no momento da publicação) ajudarão a permitir uma consulta oftalmológica definitiva urgente e a reduzir as deslocações dos doentes, as consultas presenciais e a utilização desnecessária da reserva nacional de EPI. (Khan J. 2020).

10. **Autores:** Al-Namaeh M.

Nome da revista: Avanços Terapêuticos em Oftalmologia.

Ano de publicação: 2021

Título: COVID-19 e conjuntivite: uma meta-análise.

Métodos: Foi efectuada uma revisão sistemática e uma meta-análise utilizando a pesquisa bibliográfica PubMed e Google Scholar. Os ORs da conjuntivite em adultos e em pacientes pediátricos são o resultado desta meta-análise.

Descrição: A COVID-19 é uma doença identificada pela primeira vez na cidade de Wuhan, província de Hubei, China, em dezembro de 2019, causada por uma infeção pelo vírus SARS-COV-2. Até 27 de outubro de 2020, foram notificados 43 921 473 casos confirmados em todo o mundo, com 1 166 389 mortes por COVID-19. Foi notificada a ocorrência de conjuntivite em adultos e em doentes pediátricos com COVID-19. (Al-Namaeh M. 2021)

11. **Autores:** Yilmaz M, Ceylanoglu KS, Sen EM.

Nome do jornal: Beyoglu Eye Journal.

Ano de publicação: 2022

Título: O efeito da pandemia de COVID-19 nas visitas ao serviço de urgência relacionadas com a visão: Uma comparação dos resultados de 2 anos.

Métodos: Os registos de admissões no serviço de urgência de oftalmologia durante o período pré-pandémico (Grupo 1) e o período pandémico (Grupo 2) foram revistos retrospetivamente para abranger o período entre 15 de março de 2019 e 15 de março de 2021. Foram registados os números de pedidos e as caraterísticas demográficas dos doentes. Os casos foram agrupados por idade, sexo e diagnósticos, e os resultados foram comparados dentro e entre os grupos.

Descrição: Um total de 161.941 doentes (Grupo 1: 103.178 e Grupo 2: 58.763) foram admitidos no serviço de urgência do nosso hospital num período de 2 anos. Todos os diagnósticos de admissão foram significativamente mais baixos no período pandémico do que no período pré-pandémico (p=0,001). No entanto, a taxa de casos que ameaçam a visão ou que requerem tratamento urgente (doenças da retina, uveíte, etc.) foi significativamente mais elevada no período pandémico do que no período pré-pandémico (p=0,001). Os diagnósticos de admissão mais comuns foram as doenças infecciosas/inflamatórias oculares, enquanto o grupo dos corpos estranhos na superfície ocular/traumatismos oculares ficou em segundo lugar. As admissões por doenças alérgicas e infecciosas foram significativamente menores durante o período pandémico (p=0,001 e p=0,002, respetivamente). Em ambos os períodos, o número de admissões de doentes do sexo masculino foi significativamente superior ao do sexo feminino. O grupo etário mais frequente de candidatos foi o dos 17-40 anos. Este estudo observacional revela as alterações provocadas pela pandemia de COVID-19 em

admissões de emergência ocular. (Yilmaz M. et. al., 2022)

12. **Autores:** Mohammad Alrawashdeh H, Al Zubi K, Abdulmannan DM, Al- Habahbeh O, Abu-Ismail L.

Nome da revista: Qatar Medical Journal.

Ano de publicação: 2021

Título: Conjuntivite como único sinal e sintoma da COVID-19: Um relato de caso e revisão da literatura.

Métodos: O teste de transcrição reversa em tempo real da reação em cadeia da polimerase (RT-PCR) das zaragatoas nasofaríngeas e conjuntivais foi positivo para SARS-CoV-2. Durante o período de quarentena, o doente foi contactado por telefone. A conjuntivite melhorou notavelmente e foi a única manifestação da COVID-19 neste doente. Duas semanas após a primeira apresentação, o doente relatou a resolução completa da conjuntivite e o teste RT-PCR foi negativo. Foi seguido na clínica à terceira e oitava semanas, e o exame ocular estava dentro dos limites normais em ambos os olhos.

Descrição: À semelhança de vários vírus, os coronavírus podem afetar o olho e causar conjuntivite. Para além do envolvimento ocular, provoca manifestações sistémicas, principalmente sintomas respiratórios. No entanto, a conjuntivite como único sinal e sintoma da doença do coronavírus 2019 (COVID-19) é uma apresentação rara. Apresentamos um caso de um doente do sexo masculino, de 20 anos de idade, que apresentou conjuntivite por

3 dias e diagnosticada no mesmo dia com COVID-19 sem outras manifestações. A conjuntivite afectou ambos os olhos e resolveu-se ao longo de 2 semanas apenas com lágrimas artificiais e sem quaisquer complicações oculares. A conjuntivite pode ser o único sinal e sintoma da COVID-19 em alguns doentes.

Por conseguinte, os prestadores de cuidados de saúde, em especial os oftalmologistas, devem tomar precauções quando lidam com doentes que apresentam conjuntivite no contexto da pandemia de COVID-19. (Mohammad Alrawashdeh H. et. al., 2021)

13. **Autores:** Pardhan S, Vaughan M, Zhang J, Smith L, Chichger H.

Nome da revista: BMJ Open Ophthalmology.

Ano de publicação: 2020

Título: Dor de olhos como o sintoma ocular mais significativo experimentado por pessoas com COVID-19: uma comparação entre os estados pré-COVID-19 e durante a COVID-19.

Métodos: Um questionário estruturado em linha obteve dados de auto-relato de pessoas que tinham um diagnóstico confirmado de COVID-19. Foram recolhidos dados sobre o tipo, a frequência e a duração dos diferentes sintomas da COVID-19. Os sintomas do olho anterior experimentados pelos participantes no estado pré-COVID - 19 foram comparados com os sintomas experimentados durante o estado COVID-19.

Descrição: Um questionário estruturado em linha obteve dados de auto-relato de pessoas que tinham um diagnóstico confirmado de COVID-19. Os dados sobre o tipo, a frequência e a duração da COVID-19 são diferentes. O termo "conjuntivite" é demasiado abrangente e deve ser utilizado com precaução. (Pardhan S. et. al., 2020)

14. **Autores:** Inomata T, Kitazawa K, Kuno T, Sung J, Nakamura M, Iwagami M, Takagi H, Midorikawa-Inomata A, Zhu J, Fujimoto K, Okumura Y.

Nome da revista: Investigative Ophthalmology & Visual Science.

Ano de publicação: 2020

Título: Sintomas oculares clínicos e prodrómicos na doença por coronavírus: uma revisão sistemática e meta-análise.

Métodos: As estimativas específicas dos estudos (taxas de incidência de sintomas oculares) foram combinadas utilizando uma meta-análise de um grupo num modelo de efeitos aleatórios utilizando o Open Meta- Analyst versão 12.11.14 Foram realizadas análises de subgrupos incluindo apenas os estudos que tinham relatado um determinado resultado.

Descrição: Os sintomas oculares podem ocorrer na fase pré-sintomática como um sintoma prodrómico (12,5%, 13/104 casos), sugerindo a possibilidade de transmissão viral a partir da conjuntiva. (Inomata T. et. al., 2020)

15. **Autores:** Loffredo, L., Pacella, F., Pacella, E., Tiscione, G., Oliva,

A., & Violi, F.

Nome da revista: Journal of medical virology

Ano de publicação: 2020

Título: Conjuntivite e COVID-19: Uma meta-análise.

Métodos: Realizaram um estudo prospetivo em 30 doentes com COVID-19 para avaliar a presença do vírus nas lágrimas. Por outro lado, Guan et al., que analisaram retrospetivamente as caraterísticas clínicas de 1099 doentes com COVID-19, e Wu et al., que investigaram retrospetivamente as caraterísticas oculares de 38 doentes com COVID-19, relataram um aumento da incidência de conjuntivite em doentes com doença grave.

Descrição: Os resultados desta meta-análise mostram que a conjuntivite pode representar um sinal de infeção por COVID-19 associada a uma forma mais grave da doença e sugerem a utilização de equipamento de proteção para todas as pessoas potencialmente expostas a indivíduos infectados. (Loffredo. et. al., 2020)

16. **Autores:** Yen CY, Fang IM, Tang HF, Lee HJ, Yang SH.

Nome da revista: Plos one.

Ano de publicação: 2022

Título: A pandemia de COVID-19 diminuiu o número de consultas externas de oftalmologia e alterou a distribuição dos diagnósticos num hospital comunitário em Taiwan: Um estudo observacional.

Métodos: As diferenças na distribuição por idade e género no grupo COVID-19 e no grupo de controlo foram comparadas utilizando o teste t da amostra e o teste do qui-quadrado, respetivamente. Em seguida, foram enumerados os 10 diagnósticos mais frequentes e a sua percentagem no número total de casos durante o período da pandemia de COVID-19. Por último, foram obtidos os dados dos 10 diagnósticos mais frequentes com uma percentagem reduzida do número de casos durante o período da pandemia de COVID-19. Foram identificados os sub-diagnósticos mais comuns em doentes com degenerescência macular e distúrbios de refração e acomodação, e analisada a percentagem de diminuição em cada subgrupo.

Descrição: A pandemia COVID-19 durante maio a julho de 2021 teve um efeito significativo na diminuição do número de pacientes oftalmológicos ambulatoriais em um hospital comunitário em Taiwan. Pacientes com sintomas ou história pregressa relacionados a RD, opacidade vítrea, glaucoma, doenças relacionadas ao DM e RVO devem ser especialmente preocupados, pois essas doenças não apenas compartilham a maior porcentagem de abandono do OPD, mas também podem causar complicações irreversíveis se não forem tratadas. Identificar e tratar estes doentes de forma programada pode produzir o maior efeito de custo-benefício na prevenção da perda de visão durante a pandemia de COVID-19. (Yen C. Y. et. al., 2022)

17. **Autores:** Khavandi S, Tabibzadeh E, Naderan M, Shoar S.

Nome da revista: Contact Lens & Anterior Eye.

Ano de publicação: 2020

Título: Doença do coronavírus-19 (COVID-19) apresentando-se como conjuntivite: atipicamente de alto risco durante uma pandemia.

Métodos: A reação em cadeia da polimerase com transcrição reversa em tempo real (RT-PCR) da zaragatoa nasofaríngea confirmou o diagnóstico de COVID-19. Subsequentemente, outro teste RT-PCR da secreção conjuntival foi positivo para a COVID-19 em duas ocasiões distintas.

Descrição: O surto da nova doença causada pelo vírus corona-19 (COVID-19) levou a uma explosão de publicações na literatura médica. As caraterísticas clínicas dos doentes com um diagnóstico definitivo de COVID-19 têm sido generalizadas, mas incluem principalmente febre, tosse e falta de ar. (Khavandi S. et. al., 2020)

18. **Autores:** Karakus S, Foster J, Dai X, Gonzales A, Zhu X, Eberhart C, Hsu W.

Nome da revista: Clinical Ophthalmology

Ano de publicação: 2022

Título: Prevalência do SARS-CoV-2 em amostras de zaragatoas conjuntivais de doentes com conjuntivite durante a pandemia de COVID-19

Métodos: As caraterísticas demográficas e de base foram resumidas através de uma análise descritiva. As variáveis contínuas foram apresentadas como média e desvio padrão, e as variáveis categóricas/binárias foram apresentadas como números e percentagens. A variável de resultado primário foi a proporção de amostras conjuntivais que testaram positivo para SARS-CoV. As variáveis de resultado secundário incluíram proporções ou testes nasais e nasofaríngeos positivos para SARS-CoV-2 e taxa de desenvolvimento de COVID-19 na população do estudo. O método de pontuação de Wilson foi utilizado para calcular o intervalo de confiança (IC) de 95% para as proporções. O STATA 16 foi utilizado para a análise.

Descrição: O estudo demonstrou que a conjuntivite associada ao

SARS-CoV-2 era pouco frequente na ausência de COVID-19, mesmo durante o pico da pandemia. Sugerimos que o teste conjuntival de rotina não tem valor em pacientes com conjuntivite aguda na ausência de sintomas respiratórios que sugiram COVID-19. Um estudo multicêntrico com um tamanho de amostra maior produziria uma estimativa mais exacta da prevalência da conjuntivite por SARS-CoV-2. (Karakus S. et. al., 2022)

19. **Autores:** Lev Ari O, Hazan I, Moran-Gilad J, Kerman T, Tsumi E.

Nome da revista: Scientific Reports.

Ano de publicação: 2023

Título: O impacto da pandemia de COVID-19 nas tendências da doença da conjuntivite aguda pediátrica.

Métodos: Obtivemos taxas de conjuntivite aguda e de doenças dermatológicas por 100 000 crianças em cada grupo etário e, em seguida, comparámos as taxas mensais específicas da doença para cada ano de estudo. Para modelar as taxas de incidência sazonais (IRRs), utilizámos a análise de séries temporais. O ajustamento para a sazonalidade foi conseguido através da incorporação de termos harmónicos (senos e cossenos) para padrões anuais e semestrais. Para analisar o impacto da pandemia, delimitámos três períodos distintos: Pré-bloqueio, Bloqueio e Pós-bloqueio. As estimativas dos períodos de confinamento e pós-confinamento foram comparadas com as taxas esperadas do período de pré-confinamento, utilizando um modelo de regressão quase-Poisson. O ajuste do modelo de regressão quase Poisson foi verificado através de avaliações visuais dos correlogramas (funções de auto-correlação e de auto-correlação parcial) e de uma análise dos resíduos. Os testes foram efectuados com dois lados e os

resultados com um valor de P <
0,05 foram considerados estatisticamente significativos.

Descrição: Os episódios de conjuntivite aguda na população pediátrica do sul de Israel diminuíram significativamente durante a pandemia de COVID-19 e os confinamentos em todas as idades. Com o fim das restrições, verificou-se uma taxa elevada de diagnósticos de conjuntivite durante o verão, seguida de uma taxa típica de inverno, o que pode sugerir que a natureza sazonal da conjuntivite infecciosa pode estar associada em maior medida ao comportamento humano durante o inverno do que à própria temperatura. Os confinamentos alteraram o comportamento dos adolescentes, que também, após os confinamentos, mantiveram taxas mais baixas desta doença. São necessários estudos futuros para avaliar os efeitos duradouros da pandemia de COVID-19 na conjuntivite aguda entre a população pediátrica, (Lev Ari O. et. al., 2023)

20. **Autores:** Shetty R, D'Souza S, Lalgudi VG.

Nome da revista: Indian journal of ophthalmology.

Ano de publicação: 2020

Título: O que devem os oftalmologistas saber sobre a conjuntivite na pandemia de COVID-19?

Métodos: Abordagem algorítmica da gestão da conjuntivite durante a pandemia de COVID-19.

Descrição: Os princípios básicos do tratamento da conjuntivite continuam a ser os mesmos e está para além do âmbito deste artigo reiterar a visão geral do tratamento da conjuntivite, que é familiar a todos nós. A abordagem algorítmica deve ser utilizada em conjunto com a sua experiência atual no tratamento de doentes com conjuntivite. Não hesitem em pedir ajuda às vossas sociedades oftalmológicas estatais ou à AIOS sempre que houver uma necessidade ou dúvida. Trabalhemos em conjunto e de forma positiva para combater a pandemia e protegermo-nos a nós próprios, aos nossos doentes e ao mundo. (Shetty R. et. al., 2020)

21. **Autores:** Xie D, Chu H, Yang D, Ding Q, Huang G, Chen L, Cai Z, Huang J, Zhao Z.

Nome da revista: The Journal of Infection.

Ano de publicação: 2021

Título: Uma grande diferença nos perfis de transcrições virais defeituosas entre o SARS-CoV-2 e o SARS-CoV.

Métodos: Para determinar se os dois vírus produzem um perfil diferencial de transcrições defeituosas, realizámos RNA seq. direto (dRNA-seq) das transcrições derivadas das células VeroE6 infectadas com SARS-CoV, SARS-CoV-2 ou MERS-CoV durante 24 h

Descrição: Os resultados do dRNA-seq indicam que o SARS-CoV-2 desenvolveu uma capacidade única de gerar sgRNAs de comprimento total, mas perdeu a capacidade de reter a ORF de comprimento total de N nos seus DVGs, o que pode ter implicações na sua transmissividade. A abundância extremamente baixa da cadeia anti-sentido do genoma do SARS-CoV-2 torna estes ARNs um alvo ideal para o desenvolvimento de agentes inibidores. (Xie D. et. al., 2021)

22. **Autores:** Conde Bachiller Y, Puente Gete B, Gil Ibáñez L, Esquivel Benito G, Asencio Duran M, Dabad Moreno JV

Nome da revista: Arch Soc Esp Oftalmol (Engl Ed).

Ano de publicação: 2022

Título: Pandemia de COVID-19: Impacto na taxa de conjuntivite viral.

Métodos: É apresentado um estudo descritivo retrospetivo, não interventivo, que compara a incidência de conjuntivite viral numa admissão no serviço de urgência de um hospital espanhol de terceiro nível em dois períodos de tempo diferentes: antes da COVID (13 de março a 30 de setembro de 2019, um ano antes da pandemia) e COVID (13 de março a 30 de setembro de 2020). Foi realizada uma pesquisa na Aplicação de História Clínica Eletrónica do hospital dentro das listas de emergência de adultos e crianças, incluindo diagnósticos geralmente utilizados em ensaios clínicos para descrever esta patologia pelo oftalmologista de emergência, tanto em caixas de diagnóstico escritas como codificadas.

Descrição: Durante a pandemia COVID-19 (foi analisado um período de 6 meses desde o início da pandemia em Espanha, a 13 de março de 2020) foi observada uma diminuição da incidência de conjuntivite em comparação com o mesmo período do ano anterior, e mais notavelmente na incidência de conjuntivite de tipo viral, em relação a outros diagnósticos de olho vermelho feitos no serviço de emergência de um hospital nacional espanhol de terceiro nível. Esta constatação está relacionada com a implementação de medidas higiénico-sociais impostas no estado de emergência e recomendadas por múltiplas organizações de saúde. (Conde Bachiller Y. et. al., 2022)

3. LÓGICA E OBJECTIVOS DA ANÁLISE DA CONJUNTIVITE - PERÍODOS PRÉ, DURANTE E PÓS-COVID-19

3.1. Objetivo do estudo:

"ANÁLISE DA CONJUNTIVITE - PERÍODOS PRÉ, DURANTE E PÓS-COVID-19: UM ESTUDO COMPARATIVO"

3.2. Objectivos do estudo:

1. Realizar um inquérito a cerca de 200 CASOS de doentes com conjuntivite.

2. Estudar a avaliação entre os doentes antes da COVID-19 e depois da COVID-19.

3. Comparar os padrões da conjuntivite antes, durante e após a pandemia de COVID-19.

4. Para exame de acordo com a idade, o ano e o género.

5. Para verificar se a COVID-19 pode ou não causar conjuntivite?

A pandemia de COVID-19 não só remodelou os sistemas de saúde mundiais, como também provocou alterações significativas na prevalência e nas caraterísticas de várias condições de saúde, incluindo a conjuntivite. A conjuntivite, vulgarmente designada por conjuntivite, é uma doença ocular com múltiplas etiologias, tais como factores virais, bacterianos e alérgicos. Este estudo procura aprofundar as alterações nos padrões da conjuntivite através do levantamento de aproximadamente 200 casos, com o objetivo de avaliar as diferenças na ocorrência e nas caraterísticas da conjuntivite antes, durante e após a pandemia de COVID-19. Através desta investigação, será realizado um exame detalhado dos doentes com conjuntivite, analisando as variações com base em factores como a idade, o ano e o sexo. O principal objetivo do estudo é comparar e contrastar os padrões de conjuntivite durante três fases distintas: pré-COVID-19, durante a pandemia e na era pós-pandémica. Ao fazê-lo, a investigação irá destacar quaisquer mudanças significativas nos padrões desta doença ao longo do tempo, contribuindo para uma compreensão mais profunda do impacto da pandemia na saúde ocular. Um dos principais objectivos deste estudo é investigar se a COVID-19 pode ser uma causa potencial de conjuntivite. Vários estudos sugeriram uma possível ligação entre a COVID-19 e as manifestações oculares, incluindo a conjuntivite. Esta investigação tem como objetivo basear-se nos resultados existentes, analisando casos de conjuntivite no contexto da pandemia e avaliando se a COVID-19 pode ter contribuído para o aparecimento de conjuntivite em determinados doentes. Em última análise, os resultados desta investigação oferecerão informações valiosas do ponto de vista dos cuidados de saúde, melhorando as estratégias de resposta da saúde pública e ajudando em futuros esforços de planeamento para abordar os impactos oculares de surtos virais como a COVID-19.

3.3. Justificação do estudo:

A pandemia de COVID-19 colocou desafios sem precedentes aos sistemas de saúde mundiais e aos esforços de saúde pública. Em resposta a esta crise, tornou-se essencial explorar o impacto mais amplo da pandemia em várias condições de saúde, incluindo a conjuntivite. A conjuntivite, vulgarmente conhecida como olho-de-rosa, é uma doença ocular frequente com múltiplas causas, incluindo factores virais, bacterianos e alérgicos. Compreender como a prevalência e as caraterísticas da conjuntivite se alteraram antes e depois da pandemia é vital para orientar as estratégias de saúde pública e o planeamento dos cuidados de saúde. Vários estudos sugeriram uma possível ligação entre a COVID-19 e os sintomas oculares, incluindo a conjuntivite. Por exemplo, a conjuntivite é uma das manifestações oculares observadas em doentes com COVID-19. Do mesmo modo, uma revisão sistemática sublinhou a importância de mais investigação sobre os efeitos oculares da COVID-19, particularmente no que respeita à sua influência na prevalência da conjuntivite. Ao comparar os dados sobre conjuntivite dos períodos pré e pós-pandémico, esta tese procura contribuir para uma compreensão mais ampla do impacto da COVID-19 na saúde ocular e informar as estratégias de resposta da saúde pública em conformidade. (Loffredo, et. al., 2020, Wu P. et. al., 2020)

4. MATERIAIS E METODOLOGIA

4.1. Materiais:

•Detalhes do estudo:

1. **Condições:** doentes com conjuntivite Tipo de estudo: estudo de caso

2. **Desenho do estudo:** Estudo retrospetivo

3. **Título oficial:** Análise da Conjuntivite - Períodos Pré, Durante e Pós-Covid-19: Um Estudo Comparativo

4. **Local do estudo:** Shree Santram Eye Hospital, Sat Kaival Eye Hospital e Waduvala Eye Hospital.

5. **Idades elegíveis para o estudo:** todos os pacientes de todas as idades

4.2. Metodologia

Estudo retrospetivo

Um estudo retrospetivo olha para trás no tempo para analisar dados que já foram recolhidos. examinar acontecimentos ou dados passados para investigar relações ou resultados. Este método é útil para estudar doenças raras, identificar tendências ou explorar os efeitos de exposições ao longo do tempo. O estudo retrospetivo começa com o resultado ou condição de interesse e olha para trás no tempo para examinar potenciais causas ou factores de risco. Normalmente, analisam dados existentes de registos médicos, inquéritos ou bases de dados. Os estudos retrospectivos são frequentemente mais rápidos e mais rentáveis do que os estudos prospectivos, mas podem ser limitados pela qualidade e disponibilidade dos dados, bem como por potenciais enviesamentos devido à dependência de registos anteriores. Apesar das limitações, os estudos retrospectivos são valiosos para gerar hipóteses e explorar associações entre variáveis.

5. RESULTADOS E OBSERVAÇÕES

Tabela 1: Inquérito de estudo retrospetivo sobre conjuntivite antes da pandemia de Covid-19 (antes de 2019)

N.º Sr.	Género	Idade
1.	Feminino	50
2.	Masculino	60
3.	Feminino	60
4.	Masculino	58
5.	Masculino	20
6.	Masculino	31
7.	Masculino	03
8.	Masculino	71
9.	Masculino	60
10.	Masculino	45
11.	Feminino	70
12.	Feminino	52
13.	Masculino	20
14.	Masculino	57
15.	Feminino	70
16.	Feminino	70
17.	Feminino	55
18.	Masculino	60
19.	Feminino	72
20.	Feminino	60
21.	Masculino	68
22.	Masculino	75
23.	Feminino	65
24.	Masculino	75
25.	Feminino	60

Distribuição por género: O inquérito revelou que os homens representaram um total de 14 casos, enquanto as mulheres contribuíram com 11 casos. Esta observação inicial sugere uma prevalência ligeiramente mais elevada de conjuntivite entre os homens durante o período pré-COVID.

Distribuição por idades: Entre as mulheres afectadas, a distribuição etária variava entre os 50 e os 72 anos. De notar que vários casos femininos se concentraram em grupos etários específicos, como os 60, 70 e 55 anos. Por exemplo, foram registadas no inquérito mulheres com 50, 60, 70, 52, 55, 65 e 72 anos. Esta variação sugere que a conjuntivite afectava uma ampla faixa etária de pacientes do sexo feminino, com uma concentração observável naquelas com 60 anos ou mais. A demografia masculina exibiu uma faixa etária igualmente ampla, desde os 3 anos até aos 75 anos. As idades específicas registadas entre os homens incluem 3, 20, 31, 45, 57, 58,60, 68, 71 e 75 anos. De notar que foram registados vários homens com 60 anos de idade, o que sugere que a conjuntivite não favoreceu desproporcionadamente nenhum grupo etário masculino em particular, mas mostrou alguns padrões de recorrência em indivíduos de meia-idade e idosos.

Discussão: O levantamento retrospetivo dos casos de conjuntivite antes da pandemia de COVID-19 indica que a doença afectou indivíduos de um amplo espetro etário, com uma ocorrência ligeiramente superior no sexo masculino. Em ambos os sexos, os doentes idosos estavam mais frequentemente representados, o que pode estar associado ao declínio das respostas imunitárias ou a outros factores relacionados com a idade. No entanto, a presença de doentes mais jovens do sexo masculino, incluindo uma criança de 3 anos, realça que a conjuntivite não é uma doença exclusivamente relacionada com a idade e pode afetar pessoas em todas as fases da vida. Os dados sugerem a necessidade de sensibilização e de medidas preventivas em todos os grupos demográficos, em especial nos grupos etários vulneráveis.

Tabela 2: Inquérito de estudo retrospetivo sobre conjuntivite após a pandemia de Covid-19 (após 2023)

N.º Sr.	Género	Idade
1.	Masculino	13
2.	Feminino	38
3.	Feminino	53
4.	Feminino	60
5.	Masculino	70
6.	Masculino	52
7.	Feminino	65
8.	Masculino	75
9.	Masculino	64
10.	Masculino	43
11.	Feminino	61
12.	Feminino	51
13.	Feminino	29
14.	Feminino	45
15.	Masculino	80
16.	Masculino	65

17.	Masculino	22
18.	Feminino	52
19.	Feminino	60
20.	Feminino	62
21.	Masculino	70
22.	Masculino	42
23.	Feminino	42
24.	Feminino	34
25.	Feminino	54
26.	Feminino	70
27.	Masculino	26
28.	Feminino	62
29.	Masculino	56
30.	Masculino	49
31.	Feminino	03
32.	Feminino	21
33.	Feminino	24
34.	Masculino	52
35.	Feminino	45
36.	Feminino	50
37.	Masculino	68
38.	Feminino	85
39.	Feminino	30
40.	Masculino	60
41.	Masculino	65
42.	Masculino	54
43.	Masculino	73

44.	Feminino	65
45.	Feminino	40
46.	Feminino	64
47.	Masculino	52
48.	Feminino	60
49.	Masculino	52
50.	Masculino	62
51.	Masculino	14
52.	Masculino	88
53.	Feminino	85
54.	Feminino	25
55.	Masculino	48

Distribuição por género: Em 2023, o número de casos de conjuntivite registados no sexo feminino aumentou para 34, ultrapassando os 30 casos documentados no sexo masculino. Isto representa uma mudança em relação ao padrão pré-pandémico, em que os casos masculinos superavam ligeiramente os femininos. O panorama pós-pandémico demonstra uma tendência crescente da conjuntivite no sexo feminino, o que justifica uma investigação mais aprofundada dos factores específicos do sexo que possam ter contribuído para este aumento.

Distribuição etária: A distribuição etária dos casos femininos após a pandemia de COVID-19 varia amplamente entre os 3 e os 85 anos. As mulheres afectadas abrangem vários grupos etários, com um agrupamento notável de doentes de meia-idade e idosas. As idades específicas registadas para as mulheres incluem 3, 21, 24, 29, 30, 34,

38, 40, 42, 45, 50, 51, 52, 53, 54, 60, 61, 62, 64, 65, 70 e 85 anos. A presença de mulheres idosas, como as de 85, 70 e 65 anos, sugere que as mulheres mais velhas continuam a ser vulneráveis à conjuntivite, o que é consistente com as tendências pré-pandémicas. No entanto, o aumento de pacientes mais jovens do sexo feminino, incluindo as de 20 e 30 anos, sugere um alargamento da população em risco. Em contrapartida, os doentes do sexo masculino em 2023 estavam também amplamente distribuídos por grupos etários, variando entre os 13 e os 88 anos. Os homens estavam particularmente presentes na categoria dos idosos, com casos registados aos 52, 54, 56, 60, 62, 65, 68, 70, 73, 75, 80 e 88 anos. Os dados também indicam casos de conjuntivite em doentes mais jovens do sexo masculino, como os de 13, 22, 26 e 43 anos, demonstrando que a doença continua a afetar o sexo masculino em várias fases da vida. A presença de um homem de 88 anos, bem como de vários casos de homens idosos nos seus 60 e 70 anos, reflecte as tendências observadas no sexo feminino, onde os adultos mais velhos continuam a estar em maior risco.

Discussão: O levantamento retrospetivo de casos de conjuntivite pós-COVID-19 revela que a doença continua a ser um problema persistente em ambos os sexos, com um aumento notável de casos no sexo feminino. A idade continua a ser um fator significativo, com os adultos mais velhos a mostrarem maior vulnerabilidade, embora os indivíduos mais jovens também sejam afectados. A mudança para um maior número de casos femininos pode refletir alterações pós-pandémicas nos comportamentos de saúde, nas respostas imunitárias ou noutros factores ambientais que merecem ser mais explorados. Os dados indicam que a conjuntivite não só resistiu à pandemia, como também emergiu com novos padrões demográficos que exigem intervenções de saúde pública orientadas, particularmente para as populações mais idosas e para as que apresentam riscos potenciais de exposição.

6. DISCUSSÃO

A COVID-19 tem sido associada à conjuntivite, ou olho-de-rosa, em certos casos, manifestando-se como vermelhidão, comichão e corrimento nos olhos. Embora a conjuntivite não seja um sintoma comum da COVID-19, a sua ocorrência foi documentada e continua a ser significativa. O aumento do tempo de ecrã durante os confinamentos pandémicos - devido à utilização extensiva de televisores, dispositivos móveis e computadores - pode ter contribuído para um aumento dos casos de conjuntivite. O tempo de ecrã prolongado pode provocar tensão ocular, secura e irritação, que são factores de risco para a conjuntivite. Além disso, as mudanças no estilo de vida, como a redução das actividades ao ar livre e o aumento do tempo passado em casa, provavelmente exacerbaram as condições oculares durante a pandemia. Sabe-se que o tempo prolongado de utilização dos ecrãs causa fadiga ocular digital, também designada por síndrome da visão por computador, que resulta de longos períodos de observação dos ecrãs sem pausas, de iluminação deficiente e de distâncias de visualização inadequadas. Os sintomas incluem fadiga ocular, secura, visão turva e dores de cabeça, o que pode aumentar a suscetibilidade à conjuntivite. A diminuição das actividades ao ar livre durante os períodos de confinamento também limitou a exposição à luz natural e ao ar fresco, ambos cruciais para a manutenção da saúde geral dos olhos. Consequentemente, a mudança no estilo de vida durante a pandemia desempenhou provavelmente um papel significativo no aumento da incidência da conjuntivite.

7. CONCLUSÃO

O estudo comparou com êxito os padrões de conjuntivite antes, durante e após a pandemia de COVID-19, fornecendo informações valiosas sobre a mudança do panorama da saúde ocular. A análise demonstrou um aumento significativo dos casos de conjuntivite após a COVID-19, em comparação com os níveis pré-pandémicos, sugerindo uma potencial ligação entre o vírus e a saúde ocular. Ao examinar as distribuições por idade e género, o estudo produziu importantes informações demográficas que podem orientar intervenções específicas e otimizar a atribuição de recursos. O aumento dos casos de conjuntivite pós-pandémica apoia a evidência emergente de que a conjuntivite pode ser um sintoma da COVID-19, sublinhando a necessidade de uma vigilância reforçada e de protocolos de diagnóstico. A identificação dos aspectos clínicos caraterísticos da conjuntivite permite um diagnóstico preciso e uma gestão baseada em provas, melhorando, em última análise, os resultados para os doentes. Os nossos resultados realçam a importância da colaboração interdisciplinar e da comunicação proactiva com os doentes, facilitando a coordenação dos cuidados e abordando as condições sistémicas associadas à conjuntivite. Além disso, o estudo contribui para a preparação da saúde pública, informando sobre medidas proactivas no contexto pós-pandémico.

8. REFERÊNCIAS

1. Senaratne T, Gilbert C. Conjunctivitis. Community Eye Health. 2005 Mar;18(53):73-5.

2. Alfonso, S. A., Fawley, J. D., & Alexa Lu, X. Conjunctivitis. Primary care. 2015, 42(3), 325-345.

3. Hashmi MF, Gurnani B, Benson S. Conjunctivitis. 2024 Jan 26. Em: StatPearls [Internet]. Treasure Island (FL): StatPearls Publishing; 2024 Jan-. PMID: 31082078.

4. Varu DM, Rhee MK, Akpek EK, Amescua G, Farid M, Garcia-Ferrer FJ, Lin A, Musch DC, Mah FS, Dunn SP; Painel de Padrões de Práticas Preferenciais para Córnea e Doenças Externas da Academia Americana de Oftalmologia. Conjuntivitis Preferred Practice Pattern®. Ophthalmology. 2019 Jan;126(1):P94-P169.

5. Solano D, Fu L, Czyz CN. Conjuntivite viral. 2023 Ago 28. In: StatPearls [Internet]. Treasure Island (FL): StatPearls Publishing; 2024 de janeiro

6. Solano D, Fu L, Czyz CN. Conjuntivite viral. In: StatPearls. StatPearls Publishing, Treasure Island (FL); 2023.

7. Varu DM, Rhee MK, Akpek EK, Amescua G, Farid M, Garcia-Ferrer FJ, Lin A, Musch DC, Mah FS, Dunn SP. Conjunctivitis preferred practice pattern®. Ophthalmology. 2019 Jan 1;126(1):P94-169.

8. A. Azari, A., & Arabi, A. (2020). Conjuntivite: Uma revisão sistemática. Jornal de Investigação Oftálmica e da Visão (JOVR), 15(3), 372-395.

9. Scalinci SZ, Battagliola ET. A conjuntivite pode ser o único sinal e sintoma de apresentação da COVID-19. Casos ID. 2020 Jan

1;20:e00774.
10. Mocanu V, Bhagwani D, Sharma A, Borza C, Rosca CI, Stelian M, Bhagwani S, Haidar L, Kshtriya L, Kundnani NR, Horhat FR. COVID-19 e o olho humano: Conjuntivite, um achado solitário de COVID-19 - um estudo de caso-controlo. Princípios e práticas médicas. 2022 Jan 5;31(1):66-73.
11. Khan J, Mack HG. Gestão da conjuntivite e outras causas de olho vermelho durante a pandemia de COVID-19. Jornal australiano de prática geral. 2020 Oct;49(10):656-61.
12. Al-Namaeh M. COVID-19 e conjuntivite: uma meta-análise. Avanços terapêuticos em oftalmologia. 2021 Mar;13:25158414211003368.
13. Yilmaz M, Ceylanoglu KS, Sen EM. The Effect of COVID-19 Pandemic on Eye- Related Emergency Department Visits: Uma comparação dos resultados de 2 anos. Beyoglu Eye Journal. 2022;7(3):223.
14. Mohammad Alrawashdeh H, Al Zubi K, Abdulmannan DM, Al-Habahbeh O, Abu-Ismail L. Conjuntivite como o único sinal e sintoma da COVID-19: Um relato de caso e revisão da literatura. Jornal Médico do Qatar. 2021 agosto 31;2021(2):31.
15. Pardhan S, Vaughan M, Zhang J, Smith L, Chichger H. Olhos doridos como o sintoma ocular mais significativo experimentado por pessoas com COVID-19: uma comparação entre os estados pré-COVID-19 e durante o COVID-19. BMJ Oftalmologia Aberta. 2020 Nov 1;5(1):e000632.
16. Inomata T, Kitazawa K, Kuno T, Sung J, Nakamura M, Iwagami M, Takagi H, Midorikawa-Inomata A, Zhu J, Fujimoto K, Okumura Y. Clinical and prodromal ocular symptoms in coronavirus disease: a

systematic review and meta-analysis. Oftalmologia Investigativa e Ciências Visuais. 2020 Aug 3;61(10):29.
17. Loffredo, L., Pacella, F., Pacella, E., Tiscione, G., Oliva, A., & Violi, F. (2020). Conjuntivite e COVID-19: Uma meta-análise. Jornal de virologia médica, 92(9), 1413-1414.
18. Yen CY, Fang IM, Tang HF, Lee HJ, Yang SH. A pandemia de COVID-19 diminuiu o número de consultas externas de oftalmologia e alterou a distribuição do diagnóstico num hospital comunitário em Taiwan: Um estudo observacional. Plos one. 2022 Mar 8;17(3):e0264976.
19. Khavandi S, Tabibzadeh E, Naderan M, Shoar S. Doença do coronavírus-19 (COVID-19) que se apresenta como conjuntivite: atipicamente de alto risco durante uma pandemia. Lente de contacto e olho anterior. 2020 Jun;43(3):211.
20. Karakus S, Foster J, Dai X, Gonzales A, Zhu X, Eberhart C, Hsu W. Prevalência de SARS-CoV-2 em amostras de esfregaço conjuntival entre pacientes que apresentam conjuntivite durante a pandemia de COVID-19. Clinical Ophthalmology. 2022 Jan 13:127-33.
21. Lev Ari O, Hazan I, Moran-Gilad J, Kerman T, Tsumi E. The impact of the COVID-19 pandemic on pediatric acute conjunctivitis disease trends. Relatórios Científicos. 2023 Nov 16;13(1):20132.
22. Shetty R, D'Souza S, Lalgudi VG. O que os oftalmologistas devem saber sobre a conjuntivite na pandemia de COVID-19? Jornal indiano de oftalmologia. 2020 May 1;68(5):683-7.
23. Xie D, Chu H, Yang D, Ding Q, Huang G, Chen L, Cai Z, Huang J, Zhao Z. Uma diferença acentuada nos perfis de transcrições virais defeituosas entre o SARS-CoV-2 e o SARS-CoV. O Jornal da Infeção.

2021 Sep;83(3):381.
24. Conde Bachiller Y, Puente Gete B, Gil Ibáñez L, Esquivel Benito G, Asencio Duran M, Dabad Moreno JV. Pandemia de COVID-19: Impacto na taxa de conjuntivite viral. Arch Soc Esp Oftalmol (Engl Ed). 2022 Feb;97(2):63-69.
25. Wu P, Duan F, Luo C, Liu Q, Qu X, Liang L, Wu K. Caraterísticas dos achados oculares de pacientes com a doença do coronavírus 2019 (COVID-19) na província de Hubei, China. Oftalmologia JAMA. 2020 maio 1;138(5):575-8.

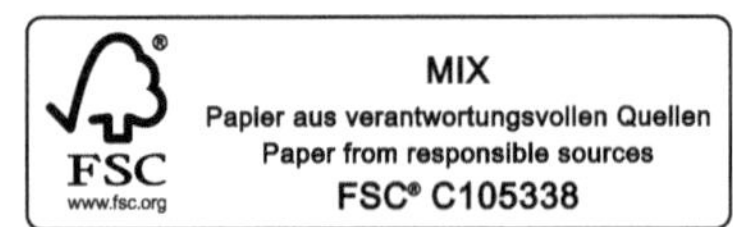

Printed by Books on Demand GmbH, Norderstedt / Germany